Shilpa Khandare
Parveen Dastoor
Tushar Palekar

Doeltreffendheid van bewegingsbeperkingstherapie

Shilpa Khandare
Parveen Dastoor
Tushar Palekar

Doeltreffendheid van bewegingsbeperkingstherapie

Vergelijking tussen het effect van CIMT- Spiegeltherapie op de handfunctie bij een beroerte

ScienciaScripts

Imprint
Any brand names and product names mentioned in this book are subject to trademark, brand or patent protection and are trademarks or registered trademarks of their respective holders. The use of brand names, product names, common names, trade names, product descriptions etc. even without a particular marking in this work is in no way to be construed to mean that such names may be regarded as unrestricted in respect of trademark and brand protection legislation and could thus be used by anyone.

Cover image: www.ingimage.com

This book is a translation from the original published under ISBN 978-620-2-51745-4.

Publisher:
Sciencia Scripts
is a trademark of
International Book Market Service Ltd., member of OmniScriptum Publishing Group
17 Meldrum Street, Beau Bassin 71504, Mauritius
Printed at: see last page
ISBN: 978-620-0-85339-4

Copyright © Shilpa Khandare, Parveen Dastoor, Tushar Palekar
Copyright © 2020 International Book Market Service Ltd., member of OmniScriptum Publishing Group

Inhoud

INLEIDING

Stroke of Brain Attack of Cerebro-Vascular Accident (CVA) wordt gedefinieerd als een acuut begin van neurologische dysfuncties als gevolg van een afwijking in de cerebrale circulatie met als gevolg tekenen en symptomen die overeenkomen met betrokkenheid van concentratiegebieden van de hersenen. Verder moeten de symptomen 24 uur of meer aanhouden. [1] Deze definitie omvat herseninfarct en spontane hersenbloeding, maar sluit Transient Ischemic Attack (TIA) en beroerte veroorzaakt door tumor, trauma en subduraal bloedverlies uit.

De primaire stoornissen die vaak worden gezien na een beroerte zijn verminderde gevoelens, pijn, visuele veranderingen, motorische stoornissen, houdings- en evenwichtsstoornissen, spraak- en taalstoornissen, perceptie- en cognitieve stoornissen en blaas- en darmstoornissen. [2]

Volgens een onderzoek dat in 2011 is uitgevoerd door The Kings College, Londen, bedroeg het aantal beroertes in stedelijke gebieden in India 1,9% en op het platteland in India 1,1%. Deze prevalentie was veel lager dan in China (9%) en Latijns-Amerika (6%). Maar het aandeel van de overlevende van een beroerte die zorg nodig heeft, is hoger in India (73%). [3]

Na aangeboren hartziekte (CHD) en alle soorten kanker is een beroerte wereldwijd de derde doodsoorzaak. In tegenstelling tot de Kaukasiërs hebben Aziaten echter een laag percentage van CHD en een hogere prevalentie van beroertes. [4] Onder de Aziaten was het aantal mensen dat stierf aan een beroerte drie keer zo hoog als aan CHD. [5, 6, 7] De incidentie van herseninfarct en intracerebrale bloedingen waren hoger onder mannen, terwijl het percentage subarachnoïdale bloedingen hoger was onder vrouwen, hoewel dit verschil statistisch gezien niet significant was. [8] De incidentie van de beroerte neemt dramatisch toe met de leeftijd, en verdubbelt elk decennium na de leeftijd van 55 jaar.

Motorische disfuncties is een van de belangrijkste factoren die een persoon niet in staat stelt om een waardevolle rol te spelen in zijn activiteiten van het dagelijks leven. Na een beroerte hebben veel mensen een chronische eenzijdige motorische disfunctie in de bovenste extremiteit die hun functionele bewegingscontrole9 ernstig beperkt en onder de motorische disfuncties blijven de handfuncties een onopgeloste lijdensweg voor veel overlevenden van een beroerte, zelfs na vele jaren.

Het grijpen, vasthouden en manipuleren van voorwerpen zijn dagelijkse functies die bij 55% tot 75% van de patiënten 3 tot 6 maanden na een beroerte een tekort blijven vertonen. Bijna volledig functioneel herstel is gedocumenteerd in slechts 5% tot 20% van de overlevenden van een beroerte. [10] Terwijl het herstel van de vrijwillige controle van geschoolde bereiken en grijpen bewegingen, 60% van de overlevenden van een beroerte blijven significante bovenste extremiteit (UE) invaliditeit na 6 maanden. [11, 12] Ongeveer de helft van de overlevenden van een beroerte hebben grote functionele problemen in hun hand en arm. [13]

Bij zes maanden na een beroerte heeft maar liefst 66% van de overlevenden van een beroerte geen functionele controle over hun getroffen bovenste extremiteit. Verlies van functionele controle is het gevolg van afname van kracht, bewegingsbereik, abnormale spiertonus, sensaties en bewustzijn van de aangedane zijde. Verder kan functieverlies het gevolg zijn van cognitieve, visuele, perceptuele tekorten of problemen met de motorische planning (apraxie). [14]

Overlevenden van een beroerte die deelnamen aan de standaard fysiotherapie en bezigheidstherapie, die ongeveer twee maanden duurde, werden na afloop van de therapie ontslagen met de volgende uitkomsten met betrekking tot hun arm- en handfunctie: [15, 16]

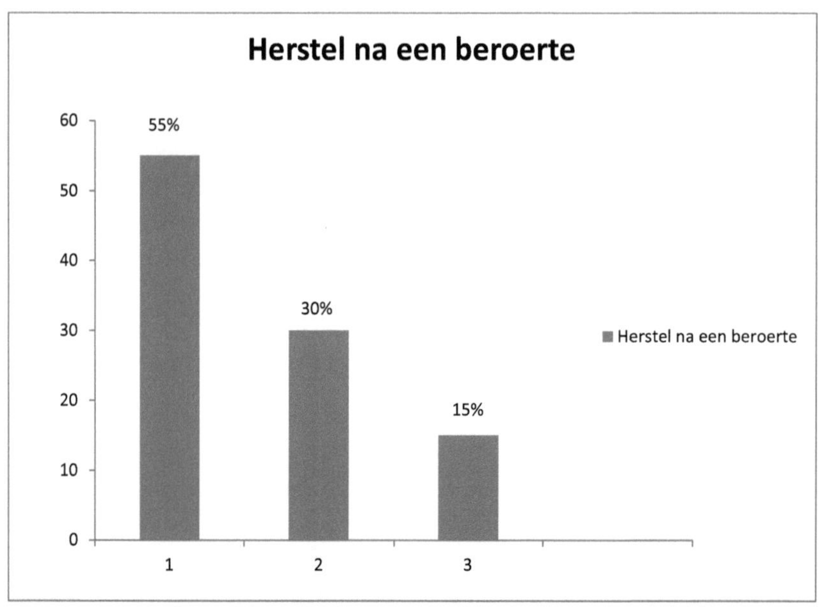

Diagram 1: Herstel na een beroerte

1.   **55 % werden geclassificeerd als patiënten met niet-functionele arm en hand:** deze patiënten konden hun arm en hand helemaal niet gebruiken in ADL

2.   30 % werden geclassificeerd als patiënten met tussentijds herstel: deze patiënten hebben enige verbetering laten zien in de arm- en handfunctie, in het bijzonder in het bewegingsbereik of de kracht; de verbetering heeft echter niet geleid tot een substantieel of frequenter gebruik van arm en hand in ADL.

3.   15 % werden geclassificeerd als patiënten met een goed herstel: deze patiënten waren in staat om zowel arm als hand te gebruiken om ADL uit te voeren.

Interventiestrategieën voor de revalidatie van de hand omvatten oefentherapie, neurodevolopmentele therapie (NDT), functionele taaktraining, beperking geïnduceerde bewegingstherapie (CIMT), motor relearning-programma (MRP), positioneringsstrategieën, bereik van bewegingsoefeningen, toonreductiestrategieën, strategieën ter verbetering van de houdingscontrole en functionele mobiliteit, elektrotherapeutische modaliteiten zoals bio-feedback, neuromusculaire elektrische stimulatie (NMES) en functionele elektrische stimulatie (FES), educatie van patiënten en gezinnen, enz. [17]

HAND

De hand is een uitstekend model om een van de meest intrigerende zaken in de motorbesturing te bestuderen: gelijktijdige aansturing van een groot aantal mechanische vrijheidsgraden. De handfunctie impliceert het gebruik van de hand in verschillende geschoolde manipulatieve bewegingen voor nauwkeurige bediening en krachtafhandeling. [22]

De hand is sterk gedifferentieerd en duidelijk aanwezig in de hersenen. De hand is het verlengstuk van de hersenen, laat ons toe onze emoties uit te drukken, onze omgeving te verkennen, objecten te manipuleren en fijne motorische en grove motorische activiteiten uit te voeren. De hand heeft een onevenredig grote somatopische representatie op de motorische en zintuiglijke cortex.

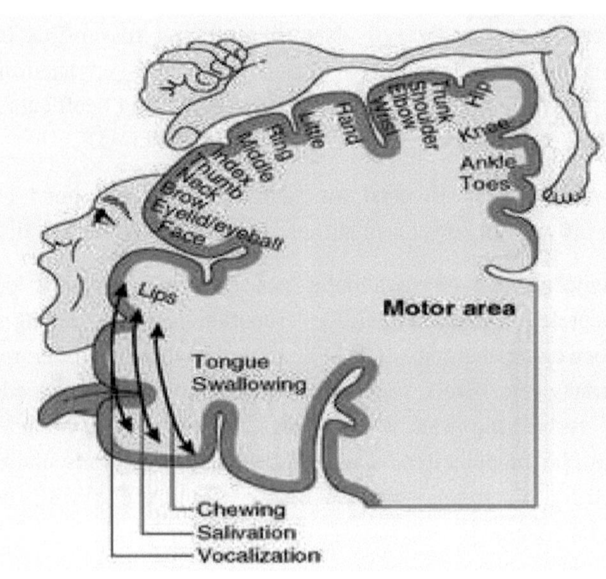

Diagram 4: Motor homunculus

MULTISYSTEEMBEDIENING VAN DE HANDFUNCTIE23

In alle hogere orde motorisch gedrag moeten de hersenen de sensorische ingangen correleren met de motorische uitgangen om de interactie van het lichaam met de omgeving nauwkeurig te beoordelen en te controleren. Beide systemen zijn interactief en adaptief. Terwijl de werking van deze twee systemen vaak apart wordt bestudeerd, zijn de systemen op meerdere niveaus in het gezonde zenuwstelsel complex met elkaar verbonden.

Onze perceptuele vaardigheden zijn een weerspiegeling van de mogelijkheden van de zintuiglijke systemen om de betekenis van fysieke prikkels te detecteren, te analyseren en in te schatten. Onze wendbaarheid en behendigheid zijn een weerspiegeling van de mogelijkheden van het motorische systeem om bewegingen te plannen, te coördineren en uit te voeren. De taak van het motorische systeem in het controleren van de beweging is het omgekeerde van de taak van zintuiglijke systemen in het genereren van een interne representatie. De perceptie is het eindproduct van de sensorische verwerking, terwijl de interne representatie het begin is van de motorische verwerking. De belangrijkste elementen van de bovenste extremiteit passende werking zijn onder andere:

1.   Het lokaliseren van een doelwit (Visual Regard) - vereist de coördinatie van de ooghoofdbewegingen en is essentieel voor het begeleiden van de handbewegingen.

2.   Reikend transport van de arm en de hand in de ruimte evenals houdingsondersteuning.

3.   Grijpvorming, grijpen en loslaten.

4.   In hand manipulatie vaardigheid.

De werking van de bovenste extremiteit is een harmonieuze en gesynchroniseerde functie tussen de twee belangrijkste systemen van het menselijk lichaam, Musculoskeletale component en Neurale component.

De musculoskeletale component omvat...

1.   Gezamenlijk bewegingsbereik

2.   Spinale flexibiliteit

3.   Spiereigenschappen

4.   Biomechanische relatie tussen gekoppelde lichaamssegmenten.

Neurale component omvatten...

1.   Motorische processen, waaronder de coördinatie van de beweging van het oog, het hoofd, de romp en de armen en de coördinatie van de transport- en grijpfasen van het bereik

2.   Sensorische processen, waaronder de coördinatie van visuele, vestibulaire en Somatosensorische systemen

3.   Interne representaties belangrijk voor het in kaart brengen van sensaties tot actie

4.   Proces op een hoger niveau dat essentieel is voor adaptieve en anticiperende aspecten van manipulatie.

Visueel systeem in het lokaliseren van een doelwit

Als we onze ogen bewegen om een stilstaand doelwit te lokaliseren dat we willen grijpen, dat objecten tijdens de beweging opeenvolgende locaties op het netvlies opwinden. Ondanks de voortdurende verschuiving van de input over het netvlies, nemen we een stabiele visuele omgeving waar.

Neuronen in de pariëtale cortex gebruiken informatie over de beoogde oogbeweging om de weergave van de hersenen in de visuele wereld te actualiseren. De neuronen anticiperen op de gevolgen van de beoogde oogbeweging voor het netvlies en verschuiven de corticale representatie eerst. Daarna haalt het oog het in. Deze neuronen sturen een uitvloeisel van de output naar de oogspieren naar andere gebieden van de hersenen, waardoor de visuele wereld bij elke beweging opnieuw kan worden geüpdatet in de coördinaten van de huidige kijklocatie.

De pariëtale kwab geeft actierelevante informatie over alle fasen van de reikende beweging, inclusief de positie van het object, de structuur en de oriëntatie. Temporele kwab zorgt voor onze bewuste visuele perceptuele ervaring. Beide worden gecontroleerd door verschillende paden.

Somatosensorische bijdrage aan het bereiken van -

Somatosensorische input tijdens het bereiken van een object wordt geleverd door de spierspoel, Golgi Tendon Organ (GTO), de huid en de gewrichten van de ledematen en de romp. Ze zorgen allemaal voor een constante kinesthetische terugkoppeling van de beweging ten opzichte van de positie van de romp, het schouderblad en het schouderblad,

elleboog, pols en andere structuren. Er is een sterke rol van de spierspoel en de gewrichtsreceptoren in het controleren van de positie zin tijdens het bereiken.

 Recente studies hebben echter aangetoond dat bepaalde reikende bewegingen zonder somatosensorische feedback kunnen worden uitgevoerd, vooral in bewegingen die eenvoudig en niet-repetitief zijn. Als de proefpersonen echter complexe bewegingen proberen die coördinatie van vele gewrichten vereisen, of bewegingen herhalen zonder visuele feedback, zijn ze niet in staat om met dezelfde nauwkeurigheid uit te voeren.

Visuele en Somatosensorische bijdragen aan de anticiperende controle van Reach en Grasp-

Een essentieel onderdeel van alle reikende en grijpende bewegingen is proactieve visuele en somatosensorische controle, die verantwoordelijk is voor de juiste initiële richting van het ledemaat naar het doel en de initiële coördinatie tussen de ledemaatsegmenten. Daarnaast wordt visuele informatie over de karakteristiek van het te grijpen object proactief gebruikt om de krachten die gebruikt worden in de precisiegreep voor te programmeren.

Visuele en Somatosensorische informatie wordt ook gebruikt om Proprioceptieve en visuele lichaamskaarten te updaten die het mogelijk maken om bewegingen te bereiken en het is aangetoond dat wanneer een onderwerp de hand niet kon zien voor de beweging, er grote fouten waren in het bereiken van het doel.

Musculoskeletale Bijdragen aan Reach...

Motorische aspecten van het bereiken van de juiste spiertonus, spierkracht en coördinatie. Meer specifiek gaat het om de juiste activering van de spieren om het schouderblad, de ribbenkast en het hoofd van de humerus te stabiliseren tijdens het bereiken van de bovenste extremiteit en de activering van de spieren bij de schouder, de elleboog en het polsgewricht voor het transport van de arm.

Er is een koppeling tussen de romp, het schouderblad en de arm wanneer men naar het doel toe reikt. Voor het bereiken van een voorste geplaatst object wordt de romprotatie tegengegaan door glenohumerale horizontale ontvoering en scapulaire terugtrekking om de hand in een rechte baan te houden.

Houdingstechnische ondersteuning van het bereiken van...

Houdingscontrole, gedefinieerd als het vermogen om de positie van het lichaam in de ruimte te controleren met het oog op stabiliteit en oriëntatie, heeft een sterke invloed op de functie van de bovenste ledematen. Het vermogen om de positie van het lichaam in de ruimte te controleren is essentieel om een deel van het lichaam te kunnen bewegen, in dit geval één of beide armen, zonder de rest van het lichaam te destabiliseren.

De belangrijkste hersenstructuur die betrokken is bij het leren van de anticiperende houdingsaanpassing tijdens de bimanualiteit (bijvoorbeeld het vasthouden van een voorwerp in de ene hand en het optillen met de andere hand) is het cerebellum en personen met een cerebellaire afwijking waren niet in staat om te leren een anticiperende houdingsaanpassing te maken voor een taak waarvoor ze niet eerder waren getraind. Ook de houdingsvereisten variëren met de uit te voeren taak.

Somatosensorische bijdrage aan het begrijpen van-

Cutane afferente input is essentieel voor de controle van de grijpkrachten. Als voorwerpen glad zijn, zullen cutane afferenten de slip detecteren en paden activeren om de activiteit in de vingerspieren te verhogen om de grijpkracht te verhogen en in de schouder- en elleboogspieren om de versnelling van de hand te vertragen.

Anticiperende controle op het grijpen

Bij het naar voren reiken om een voorwerp vast te grijpen, treedt de vorm van de hand voor het grijpen op tijdens de transportcomponent van het bereik. De vorm van de hand voor het grijpen lijkt onder visuele controle te staan. Er zijn twee factoren die

van invloed zijn op de pregrijphandvorming van de hand: intrinsieke eigenschappen, zoals de grootte, vorm en textuur van het object, en extrinsieke of contextuele eigenschappen, zoals de oriëntatie van het object, de afstand tot het lichaam en de locatie ten opzichte van het lichaam.

De grootte van de maximale greepopening is evenredig met de grootte van het object. Wanneer het onderwerp de greepopening verandert, doen ze dat bijna volledig met vingerbewegingen, terwijl de duim in één positie blijft staan. Bij het reiken naar een voorwerp, terwijl de arm naar voren wordt getransporteerd, beginnen de vingers te rekken, en de grijpgrootte neemt snel toe tot een maximum en wordt vervolgens gereduceerd tot de grootte van het voorwerp.

Twee afzonderlijke afdaalroutes voor Reach en Grasp-

Tijdens het reiken wordt de armbeweging die de hand naar het doel draagt, parallel aan de voorbereiding van de vingers voor het grijpen van het object uitgevoerd. Voor een succesvolle greep is een intacte primaire motorische cortex en corticospinaalkanaal nodig: als een van deze gebieden laesies heeft, is er een duidelijk probleem met de individuele vingercontrole voor het grijpen.

Zo zijn het bereiken, grijpen en manipuleren het resultaat van een harmonieuze synchronisatie tussen de visuele, motorische, somatosensorische en perceptuele systemen van het lichaam en het vermogen om te reageren op het juiste motorische en sensorische systeem.

Essentiële componenten van Reiken, grijpen, Manipulatie...

1.   Bereikbaarheid:

Vooruit: Buiging bij de Schouder

Opzij: Ontvoering bij de Schouder

Achteruit: verlenging bij de Schouder

Met schoudergordelverhoging, elleboogverlenging en wisselende mate van schouderuitwendige rotatie, opening van de handopening tussen duim en vingers, extensie bij de pols en pronatie - supinatie passend bij de objectoriëntatie.

2.   Pakkende-

Verlenging van de pols en de vingers met ontvoering en gewrichtsrotatie van het carpometacarpale gewricht en de vijfde vinger, sluiting van de vingers en de duim rond de objectoriëntatie.

3.   Manipulatie-

Flexion en extensie van de vingers, flexie en conjoint rotatie bij het carpometacarpale gewricht van de vijfde vinger en de duim, onafhankelijke vinger flexie en extensie.

HANDDISFUNCTIE NA EEN BEROERTE23

Hand disfunctioneren kan worden veroorzaakt door letsel of ziekte aan elke structuur die betrokken is bij de 3 fasen van de informatieverwerking, d.w.z. motoronderdeel, sensorische componenten en sensomotorische integratie.

1.   Motoronderdelen-

De motorische componenten omvatten zowel het spier- als het neuromusculaire systeem. De problemen met **neuromusculaire componenten** die zich binnen de houdingsstrategieën manifesteren zijn onder andere:

a)   Timingprobleem

b)   Intergemeentelijke coördinatie

c)   Synergieën, Verlies van bewegingsindividualiteit, en bruto synkinesis

Musculoskeletale bijdragen aan strategieën voor houdingsbewegingen omvatten problemen:

a)   Uitlijning

b)   Beperkende beweging bij een gewricht

c)   Verandering in spierstructuur en -functie

d)   Verandering in spierkracht

2.   Sensorische componenten...

Proprioceptieve tekorten zijn betrokken als bijdrage aan het disfunctioneren van de handen. Somatosensorische en visuele tekorten kunnen de handfunctie aantasten.

3.   Zintuiglijke-motorische integratie-

Schade aan basale ganglia, cerebellum, pariëtale cortex, aanvullende motorische gebied belemmeren de verwerking van binnenkomende sensorische informatie, wat resulteert in moeilijkheden bij het aanpassen van sensorische informatie in reactie op de opgelegde vraag en veranderingen in de omgeving voor het grijpen en manipuleren.

4.   Het loslaten van een groot probleem...

Onder de personen die een beroerte of een andere bovenste motorische neuron (UMN) aantasting van het vrijgeven van een object is een groot probleem.

BEWEGINGSBEPERKINGSTHERAPIE (CIMT)

Constraint-induced movement therapy (CIMT) is een fysieke revalidatiebenadering waarvan is aangetoond dat deze het verdere motorische herstel van de aangedane bovenste extremiteit bij patiënten met een chronische beroerte met een milde tot matige hemiparese verbetert. [26-28]

Constraint-induced motion therapy is ontwikkeld door Dr. Edward Taub van de Universiteit van Alabama in Birmingham. Dr. Taub stelde dat de patiënt na de beroerte is gestopt met het gebruik van het aangedane ledemaat vanwege het feit dat het moeilijk was om te proberen het te bewegen. [29] Dr. Taub beschouwde dit als een aangeleerd niet-gebruiksgedrag vanwege het negatieve feedbackmechanisme dat de patiënt na de beroerte ervoer door niet meer te proberen het aangedane ledemaat te gebruiken.

Het grootste deel van het werk met CIMT bestond uit het beperken van het gebruik van de onaangetaste bovenste extremiteit gedurende een periode van ongeveer 2 weken, terwijl de getroffen arm aanzienlijke oefening in een verscheidenheid van motorische taken kreeg. De training van de aangedane arm omvatte vaak een gedragstechniek die "shaping" werd genoemd. Onderzoek heeft aangetoond dat CIMT binnen een periode van 2 weken een grote verbetering van de motorische functie teweegbrengt, dat het behandelingseffect gedurende vele maanden na het einde van de therapie stabiel blijft, en dat het overgaat in het dagelijks leven van de patiënten. Een evaluatie van de behandelingsaanpak in de revalidatiegeneeskunde[30] concludeerde dat CIMT een van de weinige methoden van revalidatie is die in gecontroleerde experimenten hun effectiviteit hebben bewezen en waarvan de therapeutische effecten naar de "echte" omgeving worden overgedragen.

De principes van CIMT zijn gebaseerd op eerder fundamenteel onderzoek met apen[31], waarbij de somatische sensatie door dorsale rhizotomie chirurgisch werd afgeschaft aan één enkel bovenste extremiteit. De apen stopten met het gebruik van de aangetaste extremiteit onmiddellijk na de deafferentatie en hebben het gebruik ervan nooit meer spontaan teruggekregen. Echter, het gebruik van de aangedane arm kon worden geïnduceerd door het immobiliseren van de intacte arm voor een periode van opeenvolgende dagen of door het trainen van de aangedane arm. Het resulterende uitgebreide hergebruik van de aangedane arm was permanent, en bleef voor de rest van het leven van het dier bestaan. Experimenteel bewijs gaf aan dat het verlies van de motorische functie als gevolg van deafferentatie het resultaat was van een aangeleerde gedragsonderdrukking die "aangeleerd niet-gebruik" wordt genoemd·

Hetzelfde mechanisme wordt verondersteld van toepassing te zijn op mensen die lijden aan milde tot matige hemiparese na een beroerte. Ondanks het feit dat patiënten vaak in staat zijn om hun aangedane extremiteit met een redelijk goede bewegingskwaliteit (QOM) te gebruiken wanneer ze gevraagd worden om taken in het laboratorium uit te voeren, vertonen veel van hen relatieve of soms in wezen volledige niet-gebruik van hun paretische ledemaat, beginnend in de periode na een beroerte en verdergaand voor de rest van hun leven. [33, 34]

CIMT vormt een familie van behandelingen. De meest gebruikte variant is de motorische beperking van de onbeïnvloede bovenste extremiteit door een rustende handspalk en slinger en het trainen van de aangetaste extremiteit. Er zijn echter ook andere verwante varianten die effectief zijn. [35, 36] De effectieve gemeenschappelijke factor in alle vormen van CIMT lijkt te zijn dat de patiënt gedurende vele uren per dag, gedurende een periode van opeenvolgende dagen, het gebruik van de paretische arm herhaaldelijk oefent. Deze massale praktijk van vaardigheden is waarschijnlijk verantwoordelijk voor het optreden van gebruiks-afhankelijke toename van de corticale reorganisatie aangetoond met transcraniële magnetische stimulatie bij de patiënten in een studie. [37] Deze CIMT geïnduceerde corticale plasticiteit wordt verondersteld de basis te zijn voor de toename op lange termijn van de hoeveelheid gebruik (AOU) van de getroffen extremiteit.

MIRROR THERAPY

Spiegeltherapie is een vorm van motorische beeldvorming waarbij een spiegel wordt gebruikt om visuele stimulans over te brengen naar de hersenen door visuele observatie van de patiënten onaangetast lichaamsdeel in een spiegel terwijl ze een specifieke set bewegingen uitvoeren. Het principe van spiegeltherapie is dat de beweging van het aangetaste lichaamsdeel kan worden gestimuleerd door visuele signalen die vanuit de andere kant van het lichaam worden geïnitieerd. Spiegeltherapie is een vorm van therapie die nuttig kan blijken te zijn bij patiënten die een beroerte hebben gehad. [38]

Er is gesuggereerd dat spiegeltherapie een eenvoudige, goedkope en vooral patiëntgerichte behandeling is die de functie van de bovenste extremiteit kan verbeteren. [39]

Ramachandran en Rogers-Ramachandran40 waren de eersten die het gebruik van deze visuele illusies, gecreëerd door een spiegel voor de behandeling van fantoompijn, introduceerden. Door de intacte arm op het fantoomlidmaat te leggen met behulp van een spiegelreflectie, meldden de patiënten het gevoel dat ze het vaak verkrampte fantoomlidmaat konden bewegen en ontspannen, en ervaarden ze een verlichting van de pijn. [41] Sinds dit eerste rapport is succesvol gebruik van spiegeltherapie gemeld bij patiënten met andere pijnsyndromen, zoals het complexe regionale pijnsyndroom, [42, 43] en bij zintuiglijke heropvoeding van ernstige hyperesthesie na verwondingen aan de hand. [44]

Spiegeltherapie werd voor het eerst geïntroduceerd en gebruikt bij de behandeling van geamputeerden met fantoompijn. Spiegeltherapie wordt nu ook gebruikt bij patiënten na een beroerte voor revalidatie. Hierbij wordt gebruik gemaakt van een spiegeldoos die voor de patiënt wordt geplaatst met het spiegelbeeld van het onbeïnvloede ledemaat. Vervolgens worden er bewegingen gemaakt met het onaangetaste lidmaat, waarbij het aangetaste lidmaat uit het zicht wordt gehouden terwijl de patiënt naar de spiegel kijkt. De patiënt neemt waar dat hij/zij kijkt naar de beweging van het aangetaste lidmaat in de spiegel. Deze spiegeltherapie ontlokt de patiënt een illusie die op zijn beurt de motorische activering van de aangetaste hersenhelft verhoogt.

Er is een scala aan functionele handelingen geconstateerd, waaronder reik- en grijpbewegingen, maar ook verbetering van de lichte tastgevoeligheid van de betreffende ledemaat. De meest bemoedigende resultaten komen voort uit de combinatie van spiegeltherapie en conventionele therapieën in klinische studies om het effectieve gebruik ervan aan te tonen. [45]

Spiegelneuronensystemen in de mens

Spiegelneuronen zijn bimodale visuomotorische neuronen en worden geactiveerd wanneer er actie-observatie, psychologische stimulatie en actie-uitvoering plaatsvindt. [67] Verschillende studies die gebruik maken van verschillende experimentele methoden en technieken hebben aangetoond dat er ook in het menselijk brein een spiegelneuronensysteem bestaat dat overeenkomt met actiewaarneming en -uitvoering (zie Gallese e.a. 2004, Rizzolatti en Craighero 2004 voor beoordelingen). Tijdens actie-observatie is er een sterke activering van premotorische en posterieure pariëtale gebieden, de waarschijnlijke menselijke homoloog van de apengebieden waarin de spiegelneuronen oorspronkelijk werden beschreven. Het spiegelneuronensysteem voor acties bij de mens is somatotopisch georganiseerd, met verschillende corticale gebieden binnen de premotorische en posterieure pariëtale cortex worden geactiveerd door de observatie / uitvoering van de mond, hand, en de voet-gerelateerde acties. [46]

Spiegelneuronen vuren wanneer de mens handelt en dezelfde handeling van een ander waarneemt. Gevonden in premotorische cortex, supplementair motorisch gebied, primaire somatosensorische cortex, inferieure pariëtale cortex. Principe-Perceptie of actiekoppeling. In het geval van linker hemiplegie is er rechter hersenbeschadiging, met spiegeltherapie beweging praktijk van de linkerkant, is waargenomen dat er rechtszijdige spiegel neuron activering als gevolg van synaptische en neurale activiteit te verbeteren. [47] Doel van het spiegeltrainingsprogramma op de bovenste ledematen heeft effectieve resultaten laten zien vanwege de activering van spiegelneuronen. [4]

• De paretische bovenste ledemaat is een veelvoorkomend en ongewenst gevolg van een beroerte die de activiteitsbeperking verhoogt. Er is gemeld dat tot 85% van de overlevenden van een beroerte hemiparese ervaren en dat 55% tot 75% van de overlevenden van een beroerte nog steeds beperkingen hebben in het functioneren van de bovenste ledematen. [39]

• Er zijn een aantal interventies gepubliceerd die het effect van verschillende revalidatiemethoden op de verbetering van de motorische controle en het functioneren van de bovenste extremiteit evalueren, zoals training van de paretische arm, training van de arm gericht op beperkingen,[49] functionele elektrische stimulatie,[50] revalidatie met behulp van robots,[51] en bilaterale armtraining. [52] De meeste behandelingsprotocollen voor de paretische bovenste extremiteit zijn echter arbeidsintensief en vereisen een 1-op-1 manuele interactie met therapeuten gedurende enkele weken, waardoor het aanbod van een intensieve behandeling voor alle patiënten diffuus is. [53]

• Studies hebben aangetoond dat CIMT een krachtige behandeling is voor het verbeteren van de bewegingsrevalidatie van de getroffen bovenste extremiteit bij patiënten met een chronische beroerte. [28]

• Studies hebben gesuggereerd dat spiegeltherapie na een beroerte gunstig kan zijn voor het herstel van de motorische functie in de paretische hand. [54] Er is ook gesuggereerd dat spiegeltherapie een eenvoudige, goedkope en vooral patiëntgerichte behandeling is die de functie van de bovenste extremiteit kan verbeteren. [39]

• Er zijn veel studies gedaan om het effect van CIMT en Spiegeltherapie bij patiënten met een beroerte te zien, maar tot nu toe zijn er geen studies gevonden waarin de effectiviteit van CIMT en Spiegeltherapie op de handfunctie bij patiënten met een beroerte wordt vergeleken.

DOELSTELLINGEN: Het effect van CIMT op de handfunctie bij patiënten met een beroerte bestuderen, het effect van Spiegeltherapie op de handfunctie bij patiënten met een beroerte bestuderen en de effectiviteit van CIMT en Spiegeltherapie op de handfunctie bij patiënten met een beroerte vergelijken.

<h1 style="text-align:center">MATERIALEN EN METHODOLOGIE</h1>

STUDY DESIGN:

De studie was vergelijkend en er werd gebruik gemaakt van een eenvoudige aselecte steekproef. Het onderzoeksprotocol werd goedgekeurd door gids, instelling. De ethische goedkeuring is afkomstig van de commissie. Schriftelijke toestemming werd genomen van de deelnemers.

GEBRUIKTE MATERIALEN:

Handschoen, spiegeldoos, gripkrachtdynamometer, kartonnen doos, gewichtsmanchetten, bal, frisdrankblikje, kaarten, ruitjes, potlood, paperclip, slot en sleutel, handdoek, plastic mand en stophorloge.

PROCEDURE

•	28 proefpersonen werden in het onderzoek opgenomen op basis van de inclusiecriteria. Ze werden willekeurig verdeeld in twee groepen, namelijk groep 1 en groep 2, die elk uit 14 proefpersonen bestaan.

•	Zij werden vóór de beoordeling op de hoogte gesteld van de behandelingsprocedure en er werd hen een schriftelijke toestemming verleend.

•	Voorafgaand aan de behandeling werd een pre assessment gedaan en de uitkomstmaten Fugl-Meyer Assessment- Upper Extremity (FMA-UE), Wolf Motor Function Test (WMFT) en Functional Independence Measure (FIM) werden genomen op dag 1 en na 2 weken van de behandeling.

I. Groep-1 : CIMT

•	De behandeling bestond uit 2 hoofdelementen:

(1)	Beperking van de beweging van het onbeïnvloede bovenste extremiteit door deze gedurende 90% van de uren dat ze wakker zijn gedurende een periode van 2 weken in een handschoen te plaatsen, en

(2)	Training van de aangedane arm door middel van een procedure die "shaping" wordt genoemd gedurende ongeveer 6 uur/dag (1 uur therapie onder toezicht van een therapeut en 5 uur thuistherapie) gedurende vijf dagen per week gedurende een periode van 2 weken.

Bewegingsbeperking

•   De onaangetaste hand werd in een handschoen geplaatst; deze liet geen polsbuiging en grip toe en verhinderde zo de manipulatie van voorwerpen.

•   Er werd een formeel gedragscontract met het onderwerp opgesteld waarin de overeengekomen activiteiten die de patiënt zou uitvoeren zonder de beperking te dragen (bv. baden, wassen, sommige aspecten van het verband, en elke activiteit waarbij de veiligheid in het gedrang zou komen) en de activiteiten die de patiënt zou uitvoeren terwijl hij de handschoen draagt (bv. verzorging, huishoudelijke taken, eten) worden beschreven.

Het vormgeven van

•   Dit is een veelgebruikte operante conditioneringsmethode waarbij een gedragsdoel (in dit geval beweging) in kleine stappen van progressief toenemende moeilijkheidsgraad wordt benaderd. Het onderwerp wordt beloond met enthousiaste goedkeuring voor verbetering, maar wordt nooit beschuldigd (gestraft) van falen.

•   Een basisprincipe is om de motorcapaciteit te blijven uitbreiden, een kleine verhoging ten opzichte van het reeds bereikte prestatieniveau. Taakobjecten werden vaak gebruikt in het huishouden en in de fysiotherapie en bezigheidstherapie.

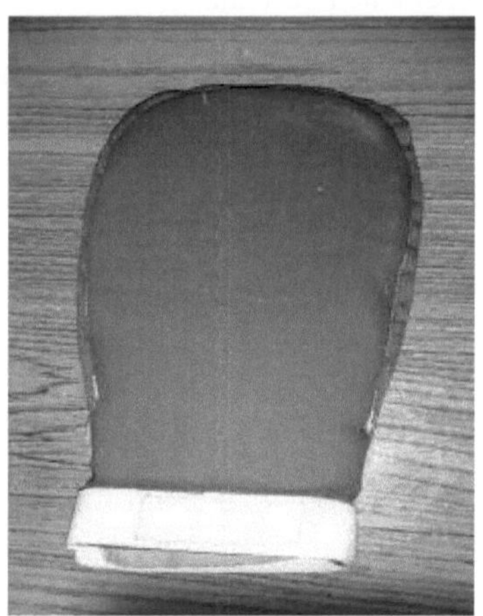

Diagram 5: Mitt

II.   Groep-2: Spiegeltherapie

•   Patiënten in deze groep kregen gedurende vijf dagen per week, gedurende twee weken, 30 minuten per dag spiegeltherapie voor de onaangetaste hand.

• Tijdens de spiegeltherapie zat de patiënt op een stoel dicht bij de tafel waarop een spiegel verticaal werd geplaatst en werd geadviseerd om beide handen op de tafel te leggen. De getroffen hand werd achter de spiegel geplaatst en de onaangetaste hand voor de spiegel.

• De patiënten werd geadviseerd niet op de aangedane hand te kijken en zich te concentreren op de spiegel. De patiënten werd gevraagd om de ongeschonden hand plat op tafel te houden.

• De praktijk bestond uit niet-paretische zijoefeningen terwijl de patiënt in de spiegel keek en naar het beeld van zijn niet-paretische hand keek. [55] Tijdens de sessie werd aan de proefpersonen gevraagd om te proberen dezelfde bewegingen in de paretische hand te maken terwijl ze de niet-paretische hand bewegen.

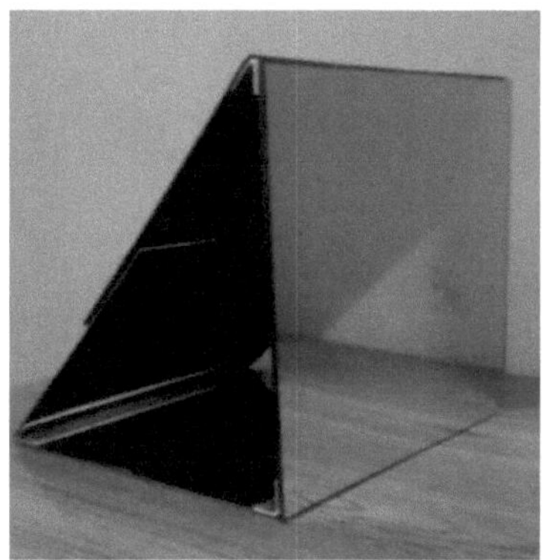

Diagram 6: Spiegeldoos

Oefeningen uitgevoerd door beide groepen

➢ Polsflexie-verlenging, radiaal-ulnaire afwijking

➢ Vingervleugelverlenging

➢ Onderarm supinatie-pronatie

➢ Een vuist maken en loslaten

➢ Duimweeën

➢ Een bal vastpakken

➢ Het houden van een blikje

- ➢ Stapelcheckers

- ➢ Kaarten omdraaien

- ➢ Een paperclip optillen

- ➢ Met een potlood in de hand

Conventionele therapie

- • Samen met de CIMT en Mirror therapie oefeningen, kregen beide groepen 5 keer per week conventionele therapie voor een periode van 2 weken.

- • Conventionele therapie werd gegeven volgens de patiënten klinische manifestaties.

- • De conventionele therapie-oefeningen waren inbegrepen:

- ➢ Langzaam aanhoudend rekken tot spastische spieren.

- ➢ Icing om de tonus van de spastische spieren te verminderen.

- ➢ Mat oefeningen: rollen, viervoeter, knielen, half knielen.

- ➢ Versterking van de aangedane zijde.

- ➢ Balanstraining.

- ➢ Gangtraining.

UITKOMSTMATEN

* Fugl Meyer Assessment- Upper Extremity (FMA-UE)

* Wolf Motor Functie Test (WMFT): Het heeft twee variabelen

1) Functioneel vermogen (FA)

2) Tijd (seconden)

* Functionele onafhankelijkheidsmaatregel (FIM)

GEGEVENSANALYSE EN -INTERPRETATIE

In totaal werden 28 patiënten in deze studie opgenomen met 14 patiënten in elke groep.

De groepen waren als volgt:

1) Groep 1- CIMT-groep

2) Groep 2- Spiegeltherapiegroep

LEEFTIJD:

TABEL 1: DEMOGRAFISCHE VERTEGENWOORDIGING VAN DE LEEFTIJD IN GROEP 1 EN GROEP 2

Leeftijd (jaren)	Betekenis	Std Dev
Groep 1	59.36	9.40
Groep 2	54.43	11.35

GRAFIEK 1: DEMOGRAFISCHE VERTEGENWOORDIGING VAN DE LEEFTIJD IN GROEP 1 EN GROEP 2

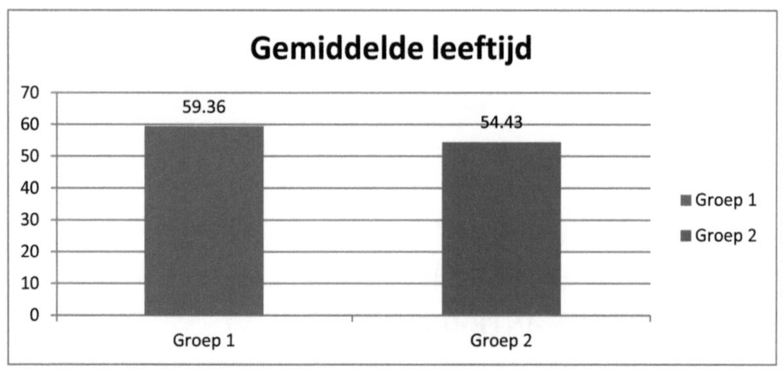

Zo was de gemiddelde leeftijd van de CIMT-groep 59,36 ±9,40 jaar en de gemiddelde leeftijd van de spiegeltherapiegroep 54,43 ± 11,35 jaar.

GENDER:

TABEL 2: DEMOGRAFISCHE VERTEGENWOORDIGING VAN HET GESLACHT IN GROEP 1 EN GROEP 2

Geslacht	Groep 1	Groep 2
Mannetjes	12	11
Vrouwen	2	3

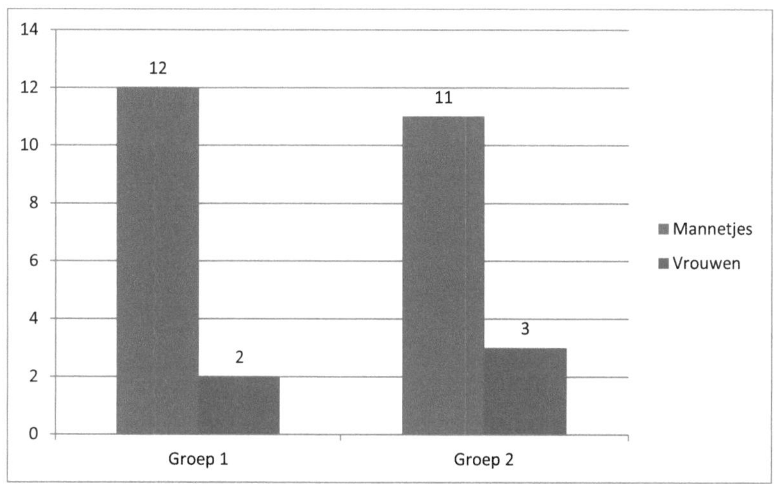

Zo waren er 12 mannetjes en 2 vrouwtjes in de CIMT-groep, terwijl er 11 mannetjes en 3 vrouwtjes in de Spiegeltherapiegroep zaten.

TABEL 3: GROEPSSTATISTIEKEN VAN UITKOMSTMATEN

De volgende tabel toont de groepsstatistieken van de prewaarden van de uitkomstmaten Fugl-Meyer Assessment-Upper Extremity (FMA-UE), Wolf Motor Function Test (WMFT): Functional Ability (FA) en Time; en Functional Independence Measure (FIM).

	Groep	N	Betekenis	Std. Afwijking	Std. Fout Betekenis
FMA Pre	1	14	111.21	6.192	1.655
	2	14	99.07	8.991	2.403
WMFT (FA) Pre	1	14	61.00	4.946	1.322
	2	14	55.36	6.675	1.784
WMFT (Tijd) Pre	1	14	55.93	19.762	5.282
	2	14	106.14	78.215	20.904
FIM Pre	1	14	117.57	7.356	1.966
	2	14	119.79	4.318	1.154

Bovenstaande tabel toont de middelen en standaardafwijking van de uitkomstmaten FMA Pre, WMFT(FA) Pre, WMFT(Time) Pre en FIM Pre van beide groepen.

TABEL 4: ONAFHANKELIJKE MONSTEN t-TEST

Een onafhankelijke steekproef t-test werd toegepast om de voorwaarden van de uitkomstmaten tussen beide groepen te vergelijken.

		Levene's Test voor Gelijkheid van Varianten		t-test voor gelijkheid van middelen	
		F	Sig.	T	Df
FMA Pre	Gelijke varianties verondersteld	1.532	.227	4.162	26
	Gelijke varianties niet verondersteld			4.162	23.066
WMFT (FA) Pre	Gelijke varianties verondersteld	.937	.342	2.541	26
	Gelijke varianties niet verondersteld			2.541	23.968
WMFT (Tijd) Pre	Gelijke varianties verondersteld	5.880	.023	-2.329	26
	Gelijke varianties niet verondersteld			-2.329	14.653
FIM Pre	Gelijke varianties verondersteld	1.529	.227	-.971	26
	Gelijke varianties niet verondersteld			-.971	21.007

Levene's test voor gelijkheid van varianties toonde aan dat de p-waarde van FMA Pre, WMFT (FA) Pre en FIM Pre tussen de groepen p>0,05 was, dus het was niet significant; terwijl de p-waarde van WMFT (Time) Pre tussen de groepen p=0,023 was, dat is significant.

Dus, gepaarde t-test werd gebruikt voor de vergelijking binnen de groep en ANCOVA-test werd gebruikt voor de vergelijking tussen de groepen

FMA-UE:

TABEL 5: VERGELIJKING VAN DE SCORE VOOR EN NA DE FMA-UE VAN GROEP 1 EN GROEP 2

FMA	Pre		Post		t	gradaties van vrijheid	p-waarde
	Betekenis	Std Dev	Betekenis	Std Dev			
Groep 1	111.21	6.19	108	4.35	10.48	13	0.000
Groep 2	99.07	8.99	106.35	7.47	5.95	13	0.000

Uit bovenstaande tabel blijkt dat door toepassing van de gepaarde t-test voor de uitkomstmaat FMA-UE, p=0,0001 voor Groep 1 en p=0,0001 voor Groep 2. Er was dus een statistisch significante verbetering van de FMA-UE score in Groep 1 en Groep 2 na de behandeling.

TABEL 6: TESTEN VAN DE EFFECTEN TUSSEN DE ONDERWERPEN ONDERLING

AFHANKELIJKE VARIABELE: FMA POST

Bron:	Type III Som van de kwadraten	df	Gemiddeld vierkant	F	Sig.	Gedeeltelijke Eta Kwadraat
Gecorrigeerd model	1711.046a	2	855.523	101.336	.000	.890
Onderschep	205.975	1	205.975	24.398	.000	.494
FMA Pre	762.153	1	762.153	90.276	.000	.783
Groep	41.055	1	41.055	4.863	.037	.163
Fout	211.061	25	8.442			
Totaal	354275.000	28				
Gecorrigeerd Totaal	1922.107	27				

R kwadraat = .890 (aangepast R kwadraat = .881)

Uit bovenstaande tabel blijkt dat de ANCOVA-test voor de vergelijking van de FMA-UE score tussen de groepen, p=0,037 betekent dat er een statistisch significant verschil was tussen Groep 1 en Groep 2 voor de verbetering van de FMA-UE score.

GRAFIEK 3: VERGELIJKING VAN DE SCORE VOOR EN NA DE FMA-UE VAN GROEP 1 EN GROEP 2

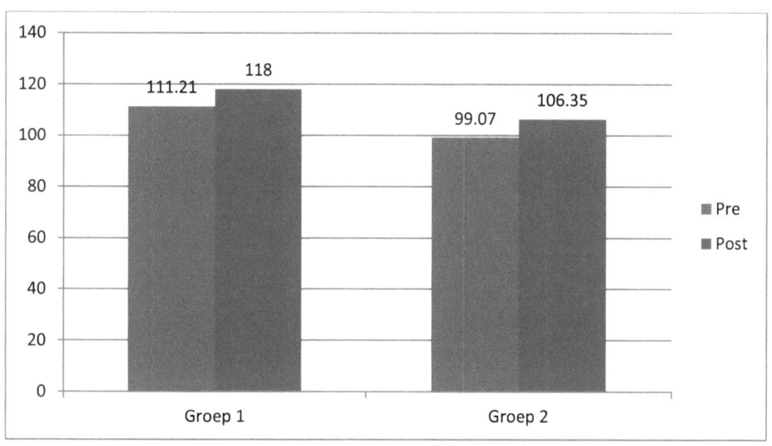

Bovenstaande grafiek laat zien dat er verbetering is opgetreden in de FMA-scores na de behandeling in beide groepen.

GRAFIEK 4: VERGELIJKING VAN HET GEMIDDELDE VERSCHIL VAN DE FMA-SCORE VAN GROEP 1 EN GROEP 2

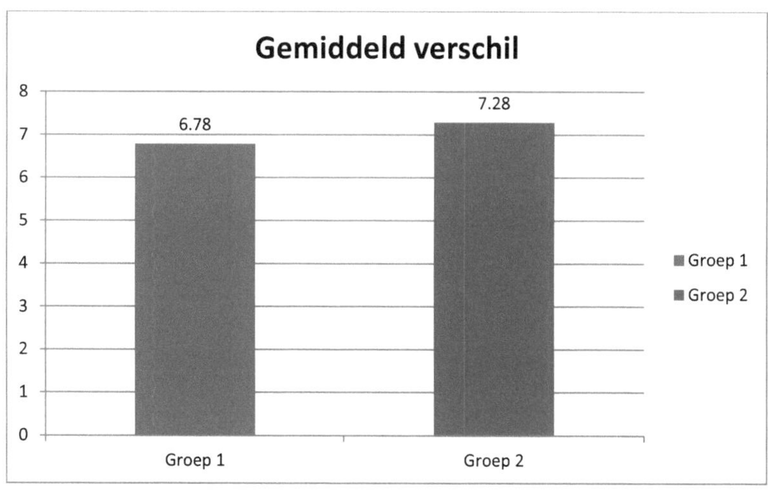

De bovenstaande grafiek laat dus zien dat er meer verbetering was in de FMA-score na de behandeling in de Spiegeltherapiegroep dan in de CIMT-groep.

WMFT (FA):

TABEL 7: VERGELIJKING VAN DE SCORE VOOR EN NA WMFT (F BIS) VAN GROEP 1 EN GROEP 2

WMFT (FA)	Pre		Post		t	gradaties van vrijheid	p-waarde
	Betekenis	Std Dev	Betekenis	Std Dev			
Groep 1	61	4.94	66.92	4.49	10.99	13	0.000
Groep 2	55.35	6.67	61	5.98	6.11	13	0.000

Uit bovenstaande tabel blijkt dat door toepassing van de gepaarde t-test voor de uitkomstmaat WMFT(FA), p=0,0001 voor groep 1 en p=0,0001 voor groep 2. Er was dus een statistisch significante verbetering in de WMFT(FA)-score in groep 1 en groep 2 na de behandeling.

TABEL 8: TESTEN VAN DE EFFECTEN TUSSEN DE ONDERWERPEN ONDERLING

AFHANKELIJKE VARIABELE: WMFT (FA) POST

Bron:	Type III Som van de kwadraten	df	Gemiddeld vierkant	F	Sig.	Gedeeltelijke Eta Kwadraat
Gecorrigeerd model	806.304a	2	403.152	59.758	.000	.827
Onderschep	84.986	1	84.986	12.597	.002	.335
WMFT FA Pre	560.269	1	560.269	83.047	.000	.769
Groep	12.107	1	12.107	1.795	.192	.067
Fout	168.660	25	6.746			
Totaal	115535.000	28				
Gecorrigeerd Totaal	974.964	27				

a. R kwadraat = .827 (aangepast R kwadraat = .813)

Uit bovenstaande tabel blijkt dat de ANCOVA-test voor de vergelijking van de WMFT(FA)-score tussen de groepen, p=0,192 betekent dat er geen significant verschil was tussen groep 1 en groep 2 voor de verbetering van de WMFT(FA)-score.

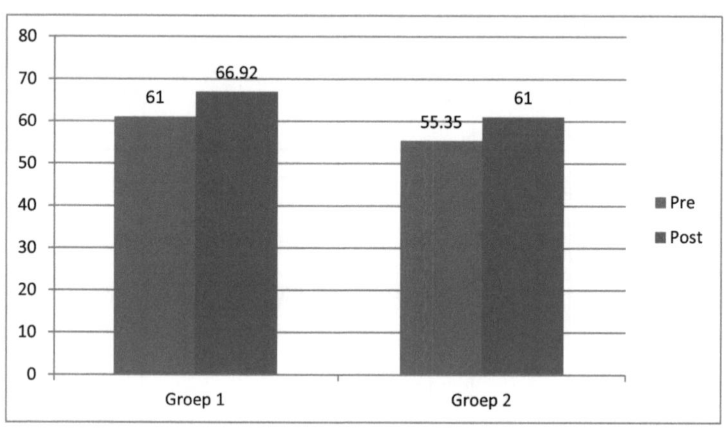

Bovenstaande grafiek laat zien dat er verbetering is opgetreden in de WMFT (FA) score na de behandeling in beide groepen.

GRAFIEK 6: VERGELIJKING VAN HET GEMIDDELDE VERSCHIL IN WMFT (FA) SCORE VAN GROEP 1 EN GROEP 2

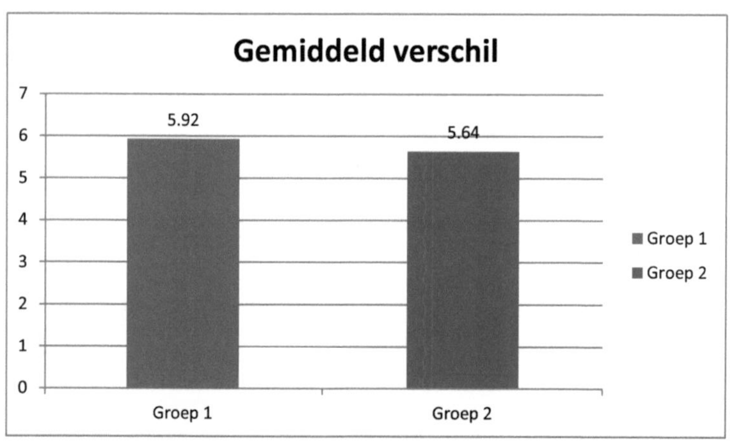

Bovenstaande grafiek laat zien dat er meer verbetering was in WMFT (FA) na de behandeling in de CIMT-groep dan in de Spiegeltherapiegroep. De p-waarde voor WMFT (FA) tussen beide groepen was echter p=0,192 wat statistisch niet significant is, wat bewijst dat beide groepen even effectief waren in het verbeteren van de WMFT (FA) score.

WMFT (Tijd):

TABEL 9: VERGELIJKING VAN PRE EN POST WMFT (TIJD) SCORE VAN GROEP 1 EN GROEP 2

WMFT (Tijd)	Pre		Post		t	gradaties van vrijheid	p-waarde
	Betekenis	Std Dev	Betekenis	Std Dev			
Groep 1	55.92	19.76	36.64	12.08	7.74	13	0.000
Groep 2	106.14	78.21	59.57	20.57	2.75	13	0.017

Uit bovenstaande tabel blijkt dat door toepassing van de gepaarde t-test voor de uitkomstmaat WMFT (Tijd), p=0,0001 voor Groep 1 en p=0,017 voor Groep 2. Er was dus een statistisch significante verbetering in de WMFT (Tijd) score in Groep 1 en Groep 2 na de behandeling.

TABEL 10: TESTEN VAN DE EFFECTEN TUSSEN DE ONDERWERPEN ONDERLING

AFHANKELIJKE VARIABELE: WMFT(TIJD) POST

Bron:	Type III Som van de kwadraten	df	Gemiddeld vierkant	F	Sig.	Gedeeltelijke Eta Kwadraat
Gecorrigeerd model	8109.022a	2	4054.511	34.064	.000	.732
Onderschep	7713.301	1	7713.301	64.803	.000	.722
WMFT-tijd Pre	4428.986	1	4428.986	37.210	.000	.598
Groep	757.926	1	757.926	6.368	.018	.203
Fout	2975.657	25	119.026			
Totaal	75885.000	28				
Gecorrigeerd Totaal	11084.679	27				

a.   R kwadraat = .732 (aangepast R kwadraat = .710)

Bovenstaande tabel laat zien dat de door toepassing van de ANCOVA-test voor de vergelijking van WMFT (Tijd) score tussen de groepen, p=0,018 wat betekent dat er een statistisch significant verschil was tussen groep 1 en groep 2 voor verbetering van de WMFT (Tijd) score.

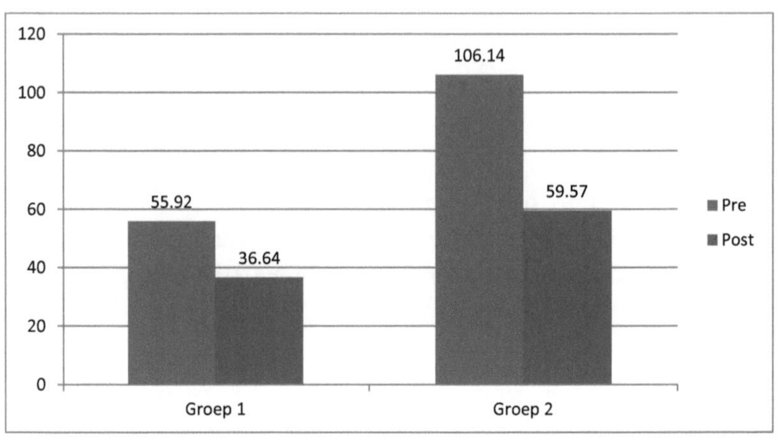

Bovenstaande grafiek laat zien dat er verbetering is opgetreden in de WMFT (Time) score na de behandeling in beide groepen.

GRAFIEK 8: VERGELIJKING VAN HET GEMIDDELDE VERSCHIL VAN WMFT (TIJD) VAN GROEP 1 EN GROEP 2

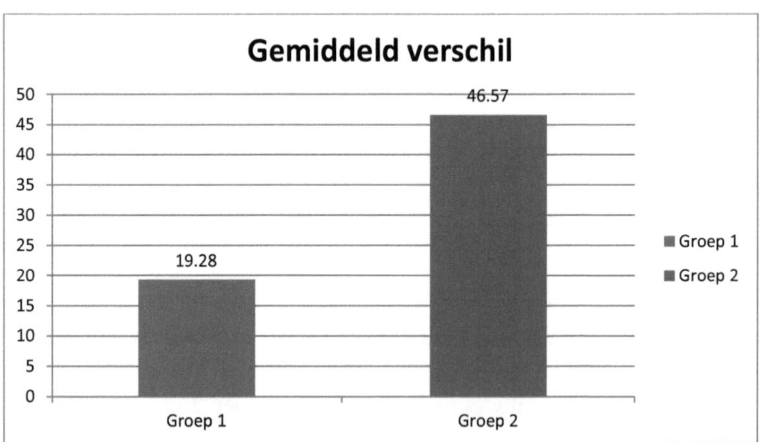

De bovenstaande grafiek laat dus zien dat er meer verbetering was in de WMFT (Time) score na de behandeling in de Spiegeltherapiegroep dan in de CIMT-groep.

FIM:

TABEL 11: VERGELIJKING VAN DE PRE- EN POST-FIM SCORE VAN GROEP 1 EN GROEP 2

FIM	Pre		Post		t	gradaties van vrijheid	p-waarde
	Beteken is	Std Dev	Beteken is	Std Dev			
Groep 1	117.57	7.35	118.21	7.26	3.23	13	0.007
Groep 2	119.78	4.31	119.85	4.36	1.00	13	0.336

Uit bovenstaande tabel blijkt dat door toepassing van de gepaarde t-test voor de uitkomstmaat FIM; p=0,007 voor groep 1, wat betekent dat er een statistisch significante verbetering was in de FIM-score in CIMT-groep na de behandeling en p=0,336 voor groep 2, wat betekent dat er geen significante verbetering was in de FIM-score in de Mirrortherapiegroep na de behandeling.

TABEL 12: TESTEN VAN DE EFFECTEN TUSSEN DE ONDERWERPEN ONDERLING
AFHANKELIJKE VARIABELE: FIM POST

Bron:	Type III Som van de kwadraten	df	Gemiddeld vierkant	F	Sig.	Gedeeltelijke Eta Kwadraat
Gecorrigeerd model	944.926a	2	472.463	1469.351	.000	.992
Onderschep	.172	1	.172	.535	.471	.021
FIM Pre	926.033	1	926.033	2879.946	.000	.991
Groep	2.030	1	2.030	6.313	.019	.202
Fout	8.039	25	.322			
Totaal	397699.000	28				
Gecorrigeerd Totaal	952.964	27				

a.   R kwadraat = .992 (aangepast R kwadraat = .991)

Uit bovenstaande tabel blijkt dat de ANCOVA-test voor de vergelijking van de FIM-score tussen de groepen, p=0,019 betekent dat er een statistisch significant verschil was tussen groep 1 en groep 2 voor de verbetering van de FIM-score.

GRAFIEK 9: VERGELIJKING VAN PRE EN POST FIM SCORE VAN GROEP 1 EN GROEP 2

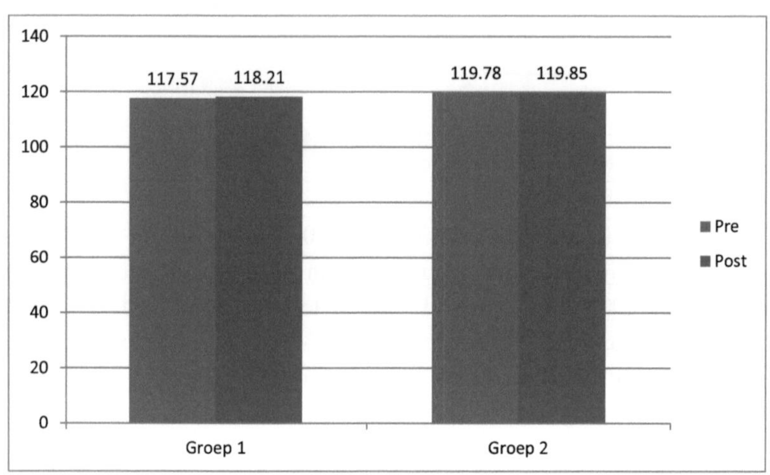

Uit bovenstaande grafiek blijkt dat de FIM-score na de behandeling in beide groepen is verbeterd.

GRAFIEK 10: VERGELIJKING VAN HET GEMIDDELDE VERSCHIL TUSSEN DE FIMSCORES VAN GROEP 1 EN GROEP 2

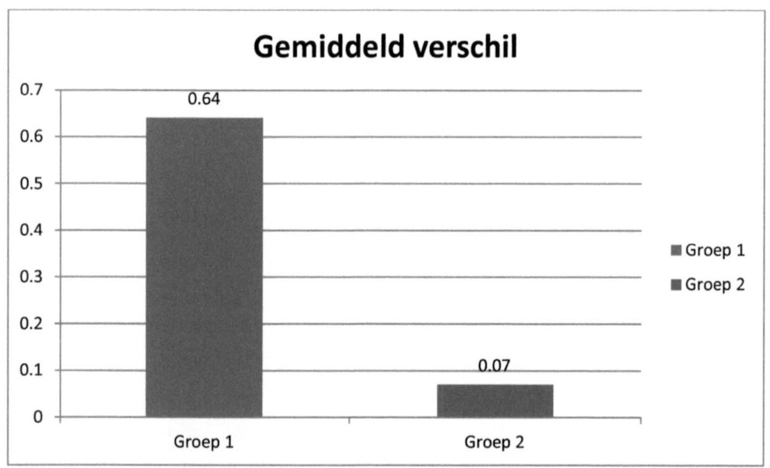

De bovenstaande grafiek laat dus zien dat er meer verbetering was in de FIM-score na de behandeling in de CIMT-groep dan in de Mirror-therapiegroep.

In deze studie werden 28 patiënten met een beroerte opgenomen op basis van de inclusiecriteria, met 14 patiënten in elke groep. In groep 1 werden 14 patiënten behandeld met Constraint Induced Movement Therapy (CIMT) en in groep 2 werden 14 patiënten behandeld met Mirror therapy. Daarnaast kregen beide groepen een conventionele fysiotherapeutische behandeling. De uitkomstmaten d.w.z. Fugl-Meyer Assessment-Upper Extremity (FMA-UE), Wolf Motor Function Test (WMFT) die twee variabelen heeft: 1) Functioneel vermogen (FA) en 2) Tijd; en Functionele Onafhankelijkheidsmeting (FIM) werden gemeten op de [1e] dag en aan het einde van 2 weken behandeling.

Om de prewaarden van FMA, WMFT (FA), WMFT (Time) en FIM tussen beide groepen te vergelijken is gebruik gemaakt van een t-test. Levene's test voor gelijkheid van varianties toonde aan dat de p-waarde van FMA Pre, WMFT (FA) Pre en FIM Pre tussen de groepen p>0,05 was, wat niet statistisch significant is; terwijl de p-waarde van WMFT (Time) Pre tussen de groepen p=0,023 was, wat statistisch significant is. Dus, de gepaarde t-test werd gebruikt om het verschil tussen de pre- en postwaarden van de uitkomstmaten binnen de groepen te vergelijken en de ANCOVA-test werd gebruikt voor de vergelijking tussen de groepen.

INTRA-GROEPSVERGELIJKING

1)   FMA-UE

Zoals blijkt uit tabel 5 was de p-waarde voor het verschil in FMA-UE score voor Groep 1 p=0,0001 en voor Groep 2 p=0,0001, wat statistisch significant is.

Dit suggereert dat CIMT en Spiegeltherapie effectieve behandelingen zijn voor het verbeteren van de handfunctie bij patiënten met een beroerte.

2)   WMFT (FA)

Zoals blijkt uit tabel 7 was de p-waarde voor het verschil in WMFT-score (voor en na) voor groep 1 p=0,0001 en voor groep 2 p=0,0001, wat neerkomt op

statistisch significant.

Dit suggereert dat CIMT en Spiegeltherapie effectieve behandelingen zijn voor het verbeteren van de handfunctie bij patiënten met een beroerte.

3) WMFT (Tijd)

Zoals blijkt uit tabel 9 was de p-waarde voor verschil in voor- en na-WMFT (Tijd) score voor groep 1 p=0,0001 en voor groep 2 p=0,017, wat statistisch significant is.

Dit suggereert dat CIMT en Spiegeltherapie effectieve behandelingen zijn voor het verbeteren van de handfunctie bij patiënten met een beroerte.

4) FIM

Zoals blijkt uit tabel 11 was de p-waarde voor het verschil in WMFT-score (voor en na WMFT) voor groep 1 p=0,007, wat statistisch significant is, en voor groep 2 p=0,336, wat niet statistisch significant is.

Dit suggereert dat CIMT een effectieve behandeling is voor het verbeteren van de functionele onafhankelijkheid bij patiënten met een beroerte, terwijl spiegeltherapie de functionele onafhankelijkheid bij patiënten met een beroerte niet verbetert.

INTERGROEPSVERGELIJKING

1) FMA-UE

Zoals blijkt uit grafiek 4 bedraagt het gemiddelde verschil van FMA-UE voor Groep 1 6,78 en voor Groep 2 7,28.

Er was een statistisch significant verschil tussen de groepen voor de FMA-UE score na de behandeling met p=0,037 (p<0,05), zoals te zien is in tabel 6.

Dit toont aan dat de FMA-UE score meer verbetering liet zien in de spiegeltherapiegroep dan de CIMT-groep bij patiënten met een beroerte.

2) WMFT (FA)

Zoals blijkt uit grafiek 6 bedroeg het gemiddelde verschil van WMFT (FA) voor Groep 1 5,92 en voor Groep 2 5,64.

Zoals te zien is in Tabel 8 was de p-waarde voor de WMFT (FA) score na de behandeling tussen de groepen p=0,192 (p>0,05), wat niet statistisch significant is.

Hieruit blijkt dat de CIMT-groep en de Mirror-therapiegroep even effectief waren in het verbeteren van de WMFT (FA)-score bij patiënten met een beroerte.

## 3)	WMFT (Tijd)

Zoals blijkt uit grafiek 8 bedroeg het gemiddelde verschil in WMFT (Tijd) voor Groep 1 19,28 en voor Groep 2 46,57.

Zoals te zien is in Tabel 10 was de p-waarde voor de WMFT (Time) score na de behandeling tussen de groepen p=0,018 (p<0,05), wat statistisch significant is.

Hieruit blijkt dat de WMFT (Time) variabele meer verbetering liet zien in de spiegeltherapiegroep dan de CIMT-groep bij patiënten met een beroerte.

## 4)	FIM

Zoals blijkt uit grafiek 10, bedroeg het gemiddelde verschil in FIM voor Groep 1 0,64 en voor Groep 2 0,07.

Zoals te zien is in tabel 12 was de p-waarde voor de FIM-score na de behandeling tussen de groepen p=0,019 (p<0,05), wat statistisch significant is.

Hieruit blijkt dat de FIM-score bij de CIMT-groep meer verbetering liet zien dan de Mirror-therapiegroep bij patiënten met een beroerte.

DISCUSSIE

Een beroerte is een veel voorkomende neurologische aandoening en wordt beschouwd als een belangrijk gezondheidsprobleem, dat een niet aflatende en brede revalidatie nodig heeft. [56] De beroerte is een van de belangrijkste ziekten die een handicap kunnen veroorzaken. [57] Er is gemeld dat tot 85% van de overlevenden van een beroerte hemiparese ervaren en dat 55% tot 75% van de overlevenden van een beroerte nog steeds beperkingen hebben in het functioneren van de bovenbouw. [39]

De motorische beperkingen van de bovenste ledematen na een beroerte blijven vaak bestaan en hebben vooral invloed op de activiteiten van het dagelijks leven (ADL's), die op hun beurt de kwaliteit van het leven in gevaar brengen. [58] Met name het aangeleerde niet-gebruiksfenomeen van de aangetaste bovenste extremiteit wordt gekenmerkt door de neiging om de minder aangetaste bovenste extremiteit te gebruiken voor de gebruikelijke uitvoering van de functionele taken. [59,60] Zoals beschreven zouden patiënten die de niet-aangedane bovenste extremiteit gebruiken, de functionele zelfstandigheid verliezen. Dit leidt tot de speculatie dat de patiënten in toenemende mate gebruik zouden maken van de hemiplegische bovenste extremiteit en uiteindelijk een functioneel herstel zouden bereiken, indien zij na het optreden van de symptomen gelijktijdig korte termijn intensieve revalidatiebehandelingen zouden ondergaan, zoals CIMT en spiegeltherapie. [61] Deze intensieve revalidatiebehandelingen voor de training van de bovenste extremiteit kunnen gebaseerd zijn op het concept van structurele plasticiteit dat de grijze en witte stof na het begin van een beroerte ondergaat. [62,63]

Deze studie vergeleek het effect van Constraint Induced Movement Therapy (CIMT) en Mirror therapy op de handfunctie bij patiënten met een beroerte. Groep 1 kreeg een CIMT-behandeling samen met conventionele therapie, terwijl groep 2 vijf keer per week, gedurende een periode van 2 weken, een spiegeltherapie kreeg samen met conventionele therapie. De handfunctie van de patiënten werd beoordeeld voor en na 2 weken behandeling met Fugl-Meyer Assessment Scale-Upper Extremity (FMA-UE) en Wolf Motor Function Test (WMFT): Functioneel vermogen en tijdsvariabelen; en de mate van functionele onafhankelijkheid van de patiënt werd gemeten met behulp van een FIM-schaal.

In onze studie toonde Groep 1, d.w.z. CIMT-groep, een aanzienlijke verbetering van de handfunctie op de FMA-UE, WMFT (FA) en WMFT (Time) score en ook op de FIM-score. De effectieve factor in het produceren van een revalidatieverbetering in de CIMT-groep zou de hoeveelheid gebruik zijn die de aangedane extremiteit tijdens de interventieperiode maakt. [28] Het gedwongen gebruik en het toegenomen gebruik van de aangedane extremiteit zou kunnen leiden tot een corticale reorganisatie in de hersenen door middel van neuroplasticiteit.

Levy, Nichols, Schmalbrok, Keller, en Chakeres voerden in 2001 een studie uit naar constrain-geïnduceerde bewegingstherapie en de effectiviteit daarvan, ze zochten naar bewijs van corticale reorganisatie met het gebruik van constrain-geïnduceerde bewegingstherapie bij patiënten met contracturen van de bovenste ledematen als gevolg van de beroerte met het gebruik van een functionele MRI om de resultaten te meten. Na het gebruik van constrain-geïnduceerde bewegingstherapie het onderwerp ontvangen van CIMT had verbetering met activiteit naast de laesie, bilaterale activering met motorische cortex, samen met ipsilaterale activering binnen de primaire motorische cortex en dus concludeerden ze dat constrain-geïnduceerde bewegingstherapie bij het monitoren met beeldvorming als een functionele MRI wel een expressieve verbetering in de functie van de patiënt te zien. [64]

Dromerick A, Edwards D, et al. hebben in 2000 een studie uitgevoerd om te onderzoeken of de toepassing van Constraint-Induced Movement Therapy tijdens acute revalidatie de armafwijking na een ischemische beroerte vermindert; zij concludeerden dat een klinisch onderzoek naar CIMT tijdens acute revalidatie haalbaar is. CIMT werd in verband gebracht met minder armgebreken aan het einde van de behandeling. [65]

Wu C, Chen C, e.a. voerden in 2007 een gerandomiseerde, gecontroleerde studie uit, waaruit bleek dat de oudere patiënten die een beperkingstherapie kregen een grotere verbetering van de motorische functie, het dagelijks functioneren en de gezondheidsgerelateerde kwaliteit van leven vertoonden dan de patiënten die met traditionele middelen werden behandeld. De bevindingen suggereren dat constrain-geïnduceerde bewegingstherapie een bemoedigende therapie van keuze is, ongeacht de leeftijd van de patiënt in het verbeteren van de functie en de kwaliteit van leven van de patiënt. [66]

Vergelijkbare resultaten werden gevonden in onze studie, waaruit blijkt dat CIMT een effectieve behandeling is voor het verbeteren van de handfunctie bij patiënten met een beroerte en dit kan leiden tot verbetering van de functionele onafhankelijkheid van de patiënt.

In onze studie toonde Groep 2, d.w.z. Spiegeltherapiegroep, ook een significante verbetering in de handfunctie op FMA-UE, WMFT(FA) en WMFT(Time) score; hoewel er geen significante verbetering was in de FIM-score. De spiegel neuronen zijn onthuld te worden betrokken bij de effecten van de spiegel therapie, ze zijn bimodale visuomotorische neuronen, gelegen in de premotorische en posterieure pariëtale cortex in de hersenen en worden geactiveerd wanneer er actie observatie, psychologische stimulatie, en actie uitvoering. [67] Dit kan leiden tot corticale plasticiteit in de hersenen.

Dohle C, Pullen J, et al. hebben in 2009 een gerandomiseerde gecontroleerde studie uitgevoerd om de uitkomst van spiegeltherapie te onderzoeken in relatie tot een equivalente controletherapie bij patiënten die na een beroerte ernstige hemiparese hadden opgelopen in een bovenste extremiteit. De conclusie van de studie toont een veelbelovend resultaat met spiegeltherapie gebruik op patiënten na een beroerte die functionele en zintuiglijke beperkingen heeft, met het helpen om de motorische functie in de getroffen bovenste extremiteit te herwinnen. [54]

Garry, Loftus en Summers voerden in 2004 een cross-over studie uit om te zien hoe het gebruik van spiegeltherapie zou werken bij gezonde personen, die niet hebben geleden onder een beroerte terwijl ze hun hersenactiviteit in de gaten hielden. De cross-over studie toonde aan dat bij het bekijken van actieve bewegingen van de hand in een spiegel direct opgewonden neuronen in de ipsilaterale primaire motorische cortex veel meer dan alleen het bekijken van de inactieve hand direct of zonder een spiegel. Hoewel de studie werd uitgevoerd op gezonde personen, onthult dit wel dat spiegeltherapie als een effectieve behandeling voor revalidatie-inspanningen in aanmerking moet worden genomen voor patiënten met een beroerte vanwege de neuronprikkelbaarheid door middel van neuroplasticiteit. [68]

Vergelijkbare resultaten werden gevonden in onze studie, waaruit blijkt dat Mirror therapie een effectieve behandeling is voor het verbeteren van de handfunctie bij patiënten met een beroerte.

Hoewel de FMA-UE en WMFT (Time) score in beide groepen na de behandeling een significante verbetering lieten zien, was er in onze studie meer verbetering in de spiegeltherapiegroep dan in de CIMT-groep. De Mirror therapie groep liet meer verbetering zien in de WMFT (Time) score, wat mogelijk is, omdat het resultaat van twee patiënten in de Mirror therapie groep een significante verbetering liet zien in de WMFT (Time) score dan andere patiënten in de beide groepen. Ook werden de patiënten herhaaldelijk de grove en fijne bewegingen van de hand geoefend, wat tot de verbetering zou kunnen leiden.

Peurala SH, Kantanen MP, et al in hun studie merkten op, dat de patiënten meestal herstellen van proximale tot distale extremiteit. De conventionele CIMT is effectief in het verbeteren van de bruto motorische functie. Er is echter ook gemeld dat de effectiviteit voor de kleine motorische functies onduidelijk blijft. [69]

Yoon J, Koo B, e.a. hadden in 2014 een studie gedaan om de effectiviteit te evalueren van constrain-induced movement therapy (CIMT) en gecombineerde spiegeltherapie voor intramurale revalidatie van de patiënten met een subacute beroerte. De studie concludeerde dat de korte termijn CIMT in combinatie met de spiegeltherapiegroep meer verbetering vertoonde dan de CIMT alleen groep en de controlegroep, in de fijne motorische functies van de bovenste extremiteit van de hemiplegie voor de patiënten met een subacute beroerte. [70]

Vergelijkbare resultaten werden gevonden in onze studie, wat suggereert dat er meer verbetering was in de FMA-UE en WMFT (Time) score, wat mogelijk zou kunnen zijn, omdat het herstel meestal van proximale tot distale extremiteit is en dat de CIMT in combinatie met spiegeltherapie meer verbetering liet zien in de fijne motorische functies van de hand, dan de CIMT alleen en de conventionele therapie.

In onze studie werd gezien dat CIMT en Mirror therapie groepen even effectief waren in het verbeteren van de WMFT (FA) score. Herhaling en oefening van de taken kan verantwoordelijk zijn voor de verbetering van de WMFT (FA)-score in beide groepen.

Dierstudies hebben aangetoond dat taakgerichte training de functie kan herstellen door gebruik te maken van niet-aangedane delen van de hersenen die over het algemeen grenzen aan de laesie en/of aanvullende gebieden van de hersenen te rekruteren. Neurale plastische veranderingen zijn ook aangetoond in de menselijke hersenen na een beroerte en een taakgerichte interventie. [71]

In ons onderzoek toonde de FIM-score aan dat er verbetering was in de CIMT-groep na de behandeling, terwijl de Mirror-therapiegroep geen significante verbetering liet zien na de behandeling.

Wu C, Huang P, et al. hadden een gerandomiseerde gecontroleerde proef gedaan in 2013, over de effecten van Mirror Therapy op de motorische en sensorische herstel in een chronische beroerte. Zij concludeerden dat de toepassing van MT na een beroerte zou kunnen resulteren in gunstige effecten op de bewegingsprestaties, motorische controle, en de temperatuur gevoel, maar kan zich niet vertalen in de dagelijkse functies in de bevolking met een chronische beroerte. [72]

Duncan PW had in 1997 een studie gedaan naar de synthese van interventieproeven om het motorisch herstel na een beroerte te verbeteren. Hij concludeerde dat CIMT een van de weinige methoden van revalidatie is die de effectiviteit heeft aangetoond in gecontroleerde experimenten en waarvan de therapeutische effecten worden overgedragen naar de "echte wereld". [30]

Vergelijkbare resultaten werden gevonden in onze studie, waaruit blijkt dat CIMT een effectieve behandeling is voor het verbeteren van de functionele onafhankelijkheid van de patiënten met een beroerte.

Zo concluderen we in deze studie dat CIMT en Mirror therapie effectieve behandelingen waren voor het verbeteren van de handfunctie bij patiënten met een beroerte. De Mirror therapie groep toonde meer verbetering dan de CIMT groep in het verbeteren van de FMA-UE en WMFT (Time) score, na de behandeling. De CIMT-groep liet een verbetering zien in de FIM-score, terwijl de Mirror-therapiegroep geen verbetering liet zien in de FIM-score, na de behandeling. De CIMT- en Spiegeltherapiegroep waren even effectief in het verbeteren van de WMFT (FA)-score, na de behandeling.

CONCLUSIE

Zo concluderen we dat CIMT en Spiegeltherapie effectieve behandelingen zijn voor het verbeteren van de handfunctie bij patiënten met een beroerte.

De FMA-UE en WMFT (Time) score lieten meer verbetering zien in de spiegeltherapiegroep dan in de CIMT-groep. De FIM-score liet een verbetering zien in de CIMT-groep, terwijl de FIM-score geen verbetering liet zien in de Spiegeltherapiegroep. De CIMT-groep en de Spiegeltherapiegroep waren even effectief in het verbeteren van de WMFT (FA) score.

Daarom waren beide groepen effectief in het verbeteren van de handfunctie bij patiënten met een beroerte.

BEPERKINGEN VAN HET ONDERZOEK

- Kleine steekproefgrootte

- Het overhevelingseffect van de behandelingen werd niet in aanmerking genomen

- Duur van het begin van de beroerte niet in aanmerking genomen

- Er zijn geen leeftijdsspecifieke groepen gemaakt

- Ongelijke verdeling van de patiënten over de geslachten

- Handdominantie en kant van de genegenheid van de patiënt niet in aanmerking genomen

AANBEVELING VOOR VERDER ONDERZOEK

- Het onderzoek kan worden uitgevoerd op een grotere steekproefomvang.

- Het kan worden gedaan op basis van de duur van de beroerte.

- Het onderzoek kan worden uitgevoerd voor het meten van de carry-over effecten van de behandelingen.

- Verdere studies kunnen worden gedaan om de correlatie te zien tussen de handdominantie en de kant van de genegenheid van de patiënt.

REFERENTIES

1. Wereldgezondheidsorganisatie: Aanbeveling over preventie, diagnose en therapie van beroertes: Verslag van de WHO-taskforce voor beroertes en andere cerbrovasculaire aandoeningen, *Stroke* 1989; 20: 1407-1431

2. Susan B O'Sullivan, Thomas J Schmitz: Fysieke revalidatie, [5e] druk; Hoofdstuk 18- Beroerte. pp 705-776. Jaypee Publication.

3. Cleusa P Ferri et al. Prevalentie van de beroerte en de daarmee samenhangende belasting onder ouderen in Latijns-Amerika, India en China. *JNNP* 2011.

4. Li Schonberg BS, Wang C et al. Cerbrovasculaire ziekte in de volksrepubliek China. Epidemiologie en klinische kenmerken. *Neurologie* 1985; 35: 1708-13.

5. WHO World Health Statistics Manual, 1993, Genève, Zwitserland: WHO, 1994.

6. Wu YK: Epidemiologie en gemeenschapscontrole van hypertensie, beroerte en coronaire hartziekte in China. *Chin Med J* (Engels) 1979; 92: 665-70.

7. Wu Z Yao C, Zhao D, et al. Sin- MONICA Project: Een collaboratief onderzoek naar trends en determinanten in cerebrovasculaire ongevallen in China, deel 1: Morbiditeits- en mortaliteitsmonitoring circulatie 2001; 103: 462-468

8. Peter Appelros, Birgitta Stegmayr, Andreas Tere´nt. Seksverschil in Stroke-epidemiologie: Een Systemic Review. *Slag* 2009; 40: 1082-1090

9. James Cauraugh, Kathye Light, Sangbum Kim, Mary Thigpen, Andrea Behrman. Herstel van pols- en vingerextensie door elektromyografie-getriggerde neuromusculaire stimulatie. Slag. 2000; 31: 1360-1364.

10. Nakayama H, Jorgensen HS, Raaschou HO, Olsen TS. Compensatie in het herstel van de bovenste extremiteitsfunctie na een beroerte: de Kopenhagen Slagstudie. *Arch Phys Med Rehabil.* 1994; 75 (8): 852-857.

11. Broeks JG, Lankhorst GJ, Rumping K, Prevo AJ. De lange termijn resultaat van de armfunctie na een beroerte: resultaten van een vervolgonderzoek. *Disabilisatie Rehabil.* 1999; 21: 357-364.

12. Duncan PW, Goldstein LB, Horner RD, Landsman PB, Samsa GP, Matchar DB. Gelijkaardig motorisch herstel van de bovenste en onderste ledematen na een beroerte. *Slag.* 1994; 25: 1181-1188.

13. Wade DT. Het meten van arminsufficiëntie en invaliditeit na een beroerte. *Int Disabiliserende Stud.* 1989; 11: 89-92.

14. Terri Sterlish. Elektrische Stimulatie als Sensorimotor Interventie aan Vergemakkelijken van het herstel van Upper Extremity. Proefschrift ingediend bij Texas Vrouwen Universiteit 2009.

15. Trombly C.A. en Hui-ing M., Een synthese van de effecten van beroepsmatige therapie voor personen met een beroerte, deel I: Herstel van rollen taken, en Activiteiten. *The American Journal of Occupational Therapy*, 2002; 56(3): 250-259.

16. Hui-ing M. en Trombly C.A., Een synthese van de effecten van beroepsmatige therapie.   therapie voor personen met een beroerte, Deel II: Remediatie van aandoeningen, *The American Journal of Occupational Therapy* 2002; 56(3): 250-259.

17. *Fysieke revalidatie, evaluatie en behandeling.* 4e editie, Susan   B   O' Sullivan en Thomas J Schmitz: pp 545-562.

18. Standring: Gray's Anatomy 39e - Hoofdstuk 17: Vasculaire voorziening van de Brain. pp 295-305. www.graysanatomyonline.com; Elsevier Ltd 2005.

19. Susan B O'Sullivan, Thomas J Schmitz: Fysieke revalidatie, [5e]   Edit; Hoofdstuk 18- Stroke. pp 705-776. Jaypee Publicatie.

20. Sara Cuccurullo: Fysieke geneeskunde en revalidatie Board Review, Hoofdstuk 1- Beroerte. pp. 1-46. Demos Medische Uitgeverij.

21. Wade S. Smith, S. Claiborne Johnston, Donald Easton: Harrison's   Principes van de interne geneeskunde - [16e] editie: Vol-2, pp.2372-2393.

22. Jeanette Mitchell. Een meting van de handfunctie in de Normal   Kind   en Cerebraal Vals Kind. *Aust. J Physiother*, XXII, 4, 1976.

23. Anne Shumway Cook, Marjorien Woollacott: Motorbesturing... Vertaling   van het onderzoek naar de klinische praktijk; [4e] druk; Hoofdstuk 16, 17.   Wolter Kluwer en Williams en Wilkins.

24. www.medterms.com/script/main/art.asp?articlekey=40362

25. Charles, J. en Gordon, A.M. (2005). "Een kritisch overzicht van de beperkingen...   geïnduceerde bewegingstherapie en gedwongen gebruik bij kinderen met een hemiplegie".   Neurale plasticiteit 12: 245-61.

26. Taub E, Miller NE, Novack TA, et al. Techniek om chronisch te verbeteren motorisch tekort na een beroerte. *Boog Fysieke Med Rehabil* 1993; 74:347-54.

27. Kunkel A, Kopp B, Muller G, et al. Beperkte beweging therapie voor motorisch herstel bij patiënten met een chronische beroerte. *Boog Fysieke Med Rehabil* 1999;80:624-8.

28. Miltner WHR, Bauder H, Sommer M, Dettmers C, Taub E. Effecten van Constraining-geïnduceerde bewegingstherapie bij patiënten met een chronische motorische aandoening tekorten na een beroerte: een replicatie. *Slag* 1999; 30:586-92.

29. Taub, E.; Morris, D.M. (2001). "Spanningsgeïnduceerde bewegingstherapie om het herstel na een beroerte te bevorderen". Huidige Atherosclerose Rapporten 3(4):279-86.

30. Duncan PW. Synthese van interventieproeven ter verbetering van het motorisch herstel volgende slag. *Top Stroke Rehabil.* 1997; 3:1–20.

31. Taub E. Somatosensorische deafferentatie onderzoek met apen: gevolgen voor de revalidatiegeneeskunde. In: Ince LP, ed. Behavioral Psychologie in de revalidatiegeneeskunde: Klinische toepassingen. New York, NY: Williams en Wilkins; 1980:371- 401.

32. Taub E. Beweging in niet-menselijke primaten beroofd van somatosensorische terugkoppeling. Oefening Sport Sci Rev. 1977; 4:335-374.

33. Taub E, Crago JE, Uswatte G. Constraining-geïnduceerde bewegingstherapie: een nieuwe benadering van de behandeling in fysieke revalidatie. Rehabil Psychol. 1998;43:152–170.

34. Andrews K, Stewart J. Stroke recovery. Hij kan maar? Rheumatol Rehabil. 1979; 18:43– 48.

35. Taub E, Pidikiti RD, DeLuca SC, Crago JE. Effecten van de motor beperking van een ongeschonden bovenste extremiteit en training in het verbeteren van functionele taken en het veranderen van het gedrag van de hersenen. In: Toole JF, Good DC, eds. *Beeldvorming in Neurologische Revalidatie.* New York, NY: Demo's Vermande; 1996: 133-154.

36. Taub E, Crago JE, Uswatte G. Beperkte beweging therapie: een nieuwe benadering van de behandeling in de fysieke revalidatie. *Rehabil Psychol.* 1998;43:152–170.

37. Liepert J, Miltner W, Bauder H, Sommer M, Dettmers C, Taub E,   Weiller C. Motorische cortexplasticiteit tijdens de door beperking veroorzaakte beweging   therapie bij patiënten met een beroerte. *Neurosci Lett.* 1998; 250:5– 8.

38. Slagspiegeltherapie / Slagmotorinterventie: Een site over de slag revalidatie; strokengine.ca/interventie/index.php

39. Yavuzer G, Selles R, et al. Spiegeltherapie verbetert de handfunctie in   subacute slag: een gerandomiseerde gecontroleerde proef. Boog Fysieke Med Rehabil 2008; 89:393-8.

40. Ramachandran VS, Rogers-Ramachandran D. Synaesthesie in   fantoom ledematen geïnduceerd met spiegels. Proc R Soc Lond B Biol Sci.   1996; 263:377-86.

41. Ramachandran VS, Hirstein W. De perceptie van fantoompoten. De   D.   O. Hebb lezing. Hersenen 1998; 121:1603-30.

42. McCabe CS, Haigh RC, Ring EF, Halligan PW, Wall PD, Blake DR. A gecontroleerde pilotstudie van het nut van spiegelbeeldweergave in de behandeling van het complexe regionale pijnsyndroom (type 1). Reumatologie   (Oxford) 2003; 42:97-101.

43. Moseley GL. Gegradueerde motorbeelden zijn effectief voor langdurige complex regionaal pijnsyndroom: een gerandomiseerd gecontroleerd onderzoek. Pijn   2004; 108:192-8.

44. Rosen B, Lundborg G. Training met een spiegel in de revalidatie van de hand. Scand J Plast Reconstr Surg Hand Surg 2005; 39:104-8.

45. Subeyaz, S., Yavuzer, G., Sezer, N., Koseoglu, F. (2007). Spiegel   Therapie verbetert het motorisch herstel en het motorisch herstel op een lager niveau. Werking na de beroerte: Een Willekeurig Gecontroleerde Proef, Archief Fysieke geneeskunde en revalidatie, deel 88.

46. Wegner, D. M. (1994). Elektronische processen van mentale controle. Psychologisch overzicht, 101.

47. Rizzolatti, Giacomo; Craighero, Laila - in tijdschriftnaam-.Jaaroverzicht van Neurowetenschappen, studie naam-"Het spiegelneuronensysteem" jaar 2004,   Deel 1, nummer 27, Pg nr. 169–192.

48. Keysers, Christian - In Journal- Huidige Biologie met studienaam-" Mirror Neurons" in 2005 Deel 19, uitgave (21): pg. nr. .971-973. Rizzolatti, Giacomo; Fadiga, Luciano In Journal- Mirror neuron activering in 1999. Volume 1, nummer van de uitgave. 137:Pg. nr. 85-100.

49. Platz T, Eickhof C, van Kaick S, e.a. Op waardevermindering gericht. training of Bobath therapie voor ernstige arm parese na een beroerte: a single-blind, multicentrische gerandomiseerde gecontroleerde proef. Clin Rehabil 2005;19:714-24.

50. Ring H, Rosenthal N. Gecontroleerde studie van de neuroprothese functioneel elektrische stimulatie in subacute revalidatie na een beroerte. J Rehabil Med. 2005; 37:32-6.

51. Masiero S, Celia A, Rosati G, Armani M. Robotica-ondersteunde revalidatie van het bovenste ledemaat na een acute beroerte. Boog Fysieke Med Rehabil 2007; 88:142-9.

52. Zomers JJ, Kagerer FA, Garry MI, Hiraga CY, Loftus A, Cauraugh... JH. Bilaterale en eenzijdige bewegingstraining op de bovenste ledemaatfunctie bij chronische patiënten met een beroerte: een TMS-studie. J Neurol Sci 2007; 252: 76- 82.

53. Prange GB, Jannink MJ, Groothuis-Oudshoorn CG. Systematisch beoordeling van het effect van de robot-ondersteunde therapie op het herstel van de hemiparetische arm na een beroerte. J Rehabil Res Dev 2006; 43:171-84.

54. Dohle C, Pullen J, et al. Spiegeltherapie bevordert het herstel van Ernstige Hemiparese: Een Willekeurig Gecontroleerde Proef. *Neurorevalidatie en Neurale Reparatie*. 2009

55. Baby F, Babu V, et al. Effectiviteit van spiegeltherapie als thuis programma in Rehabilitatie van de handfunctie in een subacute slag. Internationaal Tijdschrift voor Fysiotherapie en Onderzoek, Int J Fysiother Res. 2014, Vol. 2(1):365-71. ISSN 2321-1822.

56. Khanal D, Singaravelan RM, en Khatri SM. Effectiviteit van het bekken proprioceptieve neuromusculaire faciliteringstechniek op facilitering van Boomstronkbeweging bij hemiparetische patiënten met een beroerte. IOSR-JDMS, ISBN. 2013. Volume 3, Issue 6. P 29-37.

57. Bonifer NM, Anderson KM, Arciniegas DB. Beperkte bewegingstherapie na een beroerte: effectiviteit voor patiënten met een minimale 73.

Motorvermogen van de bovenste trap. Boog Fysieke Med Rehabil 2005; 86:1867-   73.

58. Iwamuro BT, Fischer HC en Kamper DG. Een proefonderzoek om te beoordelen Gebruik van Passieve Uitbreiding Vooringenomenheid om Vingerbeweging te vergemakkelijken voor Repetitive Task Practice After Stroke. *Top Stroke Rehabil*   *2011;*18(4):308–315.

59. Taub E. Somatosensorische deafferentatie onderzoek met apen: implicaties voor de revalidatiegeneeskunde. In: Ince LP, redacteur. Gedrag   psychologie in de revalidatiegeneeskunde: klinische toepassingen. New York: Williams   & Wilkins; 1980. p. 371-401.

60. Taub E. Beweging in niet-menselijke primaten beroofd van somatosensorische terugkoppeling. Oefening Sport Sci Rev 1976;4: 335-74.

61. Wilkinson PR, Wolfe CD, Warburton FG, Rudd AG, Howard RS, Ross... Russell RW, et al. Een lange-termijn follow-up van patiënten met een beroerte. Beroerte   1997;28:507-12.

62. Schaechter JD, Moore CI, Connell BD, Rosen BR, Dijkhuizen RM. Structurele en functionele plasticiteit in de somatosensorische cortex van chronische beroertepatiënten. Hersenen 2006;129(Pt 10):2722-33.

63.   Dancause N, Barbay S, Frost SB, Plautz EJ, Chen D, Zoubina EV, enz. Al. Uitgebreide corticale herbedrading na hersenletsel. J Neurosci 2005; 25:10167-79.

64. Levy, C.E., Nichols, D.S., Schmalbrock, P.M. American Journal of Geneeskunde, 2001- journals.lww.com

65. Dromerick A, Edwards D, et al. Heeft de toepassing van de beperking... Geïnduceerde bewegingstherapie tijdens Acute Rehabilitatie Reduceer Arm Bijzondere waardevermindering na Ischemische beroerte? *Beroerte*. 2000; 31: 2984-2988.

66. Wu C., Chen C., Tsai W., Lin K. - Archief van fysieke geneeskunde en revalidatie, 2007.

67. Fadiga L, Craighero L. Elektrofysiologie van de actievertegenwoordiging. J Clin Neurofysiol 2004;21:157-69.

68. Garry MI, Loftus A, Summers JJ. Spiegel, spiegel aan de wand: het bekijken van een spiegelbeeld van eenzijdige handbewegingen vergemakkelijkt ipsilaterale M1 prikkelbaarheid. Leg uit: Brain Res 2005; 163:118-22.

69. Peurala SH, Kantanen MP, Sjogren T, Paltamaa J, Karhula M, Heinonen A. Effectiviteit van beperking geïnduceerde bewegingstherapie op activiteit en deelname na een beroerte: een systematische evaluatie en metaanalyse van gerandomiseerde gecontroleerde proeven. Clin Rehabil 2012; 26:209-23.

70. Yoon J, Koo B, et al. Effect van de bewegingsbeperkingstherapie en Spiegeltherapie voor patiënten met een subacute beroerte. Ann Rehabil Med 2014; 38(4):458-466.

71. Jang SH, Kim YH, et al. Corticale reorganisatie geïnduceerd door taak georiënteerde opleiding in chronische hemiplegiepatiënten met een beroerte. Neuroreport 2003; 14(1): 137-141.

72. Wu C, Huang P. Effecten van spiegeltherapie op de motor en de sensoriek Herstel in Chronic Stroke: Een Willekeurig Gecontroleerde Proef. Archief van Fysieke Geneeskunde en Revalidatie 2013.

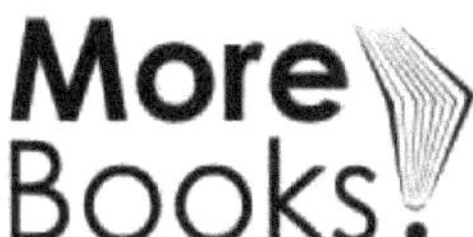

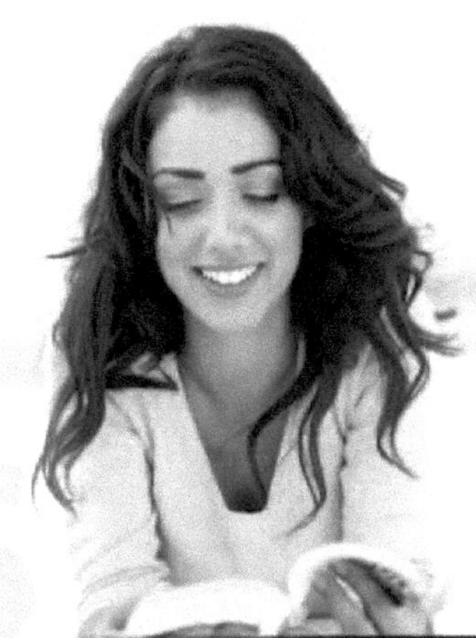

I want morebooks!

Buy your books fast and straightforward online - at one of world's fastest growing online book stores! Environmentally sound due to Print-on-Demand technologies.

Buy your books online at
www.morebooks.shop

Kaufen Sie Ihre Bücher schnell und unkompliziert online – auf einer der am schnellsten wachsenden Buchhandelsplattformen weltweit! Dank Print-On-Demand umwelt- und ressourcenschonend produzi ert.

Bücher schneller online kaufen
www.morebooks.shop

KS OmniScriptum Publishing
Brivibas gatve 197
LV-1039 Riga, Latvia
Telefax +371 686 204 55

info@omniscriptum.com
www.omniscriptum.com

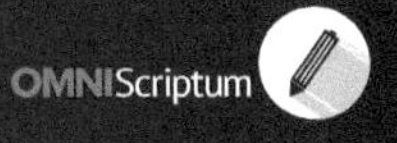

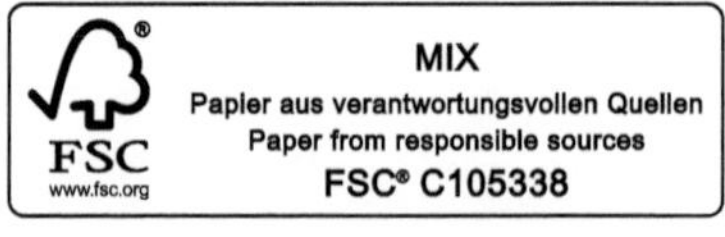

Printed by Books on Demand GmbH, Norderstedt / Germany